INSTRUCTION PRATIQUE

SUR

LES DIVERSES MÉTHODES

D'EXPLORATION DE LA POITRINE,

L'AUSCULTATION, LA PERCUSSION, LA SUCCUSSION, L'APPLICATION DE LA MAIN ET LA MENSURATION.

Par M. Eus. CORBIN,

Docteur en Médecine de la Faculté de Paris, Chef de Clinique à l'hôpital de la Charité, ancien interne des hôpitaux, Professeur particulier de Médecine et d'Anatomie pathologique, Professeur d'Histoire naturelle au collége Bourbon.

PARIS,

LIBRAIRIE DE CROCHARD,

RUE ET PLACE DE L'ÉCOLE DE MÉDECINE, N. 13.

—

1831.

INSTRUCTION PRATIQUE

SUR

LES DIVERSES MÉTHODES

D'EXPLORATION DE LA POITRINE.

IMPRIMERIE D'HIPPOLYTE TILLIARD,
RUE DE LA HARPE, N. 88.

INSTRUCTION PRATIQUE

SUR

LES DIVERSES MÉTHODES

D'EXPLORATION DE LA POITRINE,

L'AUSCULTATION, LA PERCUSSION, LA SUCCUSSION, L'APPLICATION DE LA MAIN ET LA MENSURATION.

PAR M. Eus. CORBIN,

Docteur en Médecine de la Faculté de Paris, Chef de Clinique à l'hôpital de la Charité, ancien interne des hôpitaux, Professeur particulier de Médecine et d'Anatomie pathologique, Professeur d'Histoire naturelle au collége Bourbon.

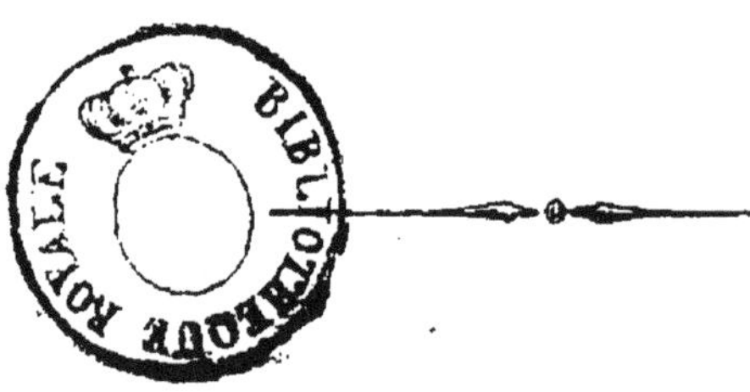

PARIS,

LIBRAIRIE DE CROCHARD,

RUE ET PLACE DE L'ÉCOLE DE MÉDECINE, N. 13.

1831..

AVANT-PROPos.

Les méthodes modernes ont rendu bien plus claires les maladies de poitrine en les faisant connaître par des signes physiques. Malgré les efforts de Corvisart et de Laennec, ces méthodes sont encore peu usitées en province, et sur-tout hors de France. C'est pour en propager la connaissance que je publie cette instruction.

J'ai réuni dans un court espace tout ce qu'il est nécessaire de savoir à cet égard. Je me suis efforcé d'être clair : c'est la première loi de celui qui veut enseigner, et j'espère y être parvenu. Je crois aussi avoir été complet, malgré mon excessive briéveté.

Je me suis fait une loi de ne rien dire de neuf, rien de hasardé, et de ne faire entrer ici que ce qui est bien connu et généralement admis. S'il est beau d'innover, il est utile peut-être de résumer de temps en temps les faits connus, de les juger autant qu'il est permis à nos faibles lumières, de faire enfin avec exactitude et sévérité l'inventaire de nos véritables richesses.

Cette critique, où j'ai pris pour mesure l'utilité pratique, est la seule partie qui me soit propre dans ce travail.

Je crois qu'avec cette *instruction*, du zèle, de la patience et des malades, tout homme intelligent peut apprendre à connaître les signes physiques des maladies de poitrine, presque sans aucun secours étranger. Mon but serait rempli si elle pouvait devenir le *vademecum* des étudiants dans leurs visites aux hôpitaux.

Si elle est utile, on ne devra pas trop la mépriser, malgré son mince volume. C'est avec de petits livres que Franklin éclaira sa patrie. Nous n'aspirons pas si haut ; mais peut-être en faisant connaître davantage les découvertes les plus belles, sans contredit, de la médecine moderne, nous ne serons point tout-à-fait inutiles à nos confrères et à l'humanité.

Paris, le 1er février 1831.

DE L'AUSCULTATION.

———

Bien que la percussion soit d'une date plus ancienne, j'ai cru devoir parler, en premier lieu de l'auscultation, parce que ses applications sont de beaucoup plus nombreuses et son usage plus général. L'étude de ce mode d'exploration est d'ailleurs plus difficile et plus compliquée que celle des autres méthodes, dont quelques-unes s'appliquent exclusivement à un ou deux cas.

L'application de l'oreille à l'étude des maladies de poitrine est, sans contredit, une des acquisitions les plus précieuses de la médecine. Par elle a été utilisé un sens rarement employé par le chirurgien, et tout-à-fait perdu pour le médecin. De cette application ont découlé des signes aussi clairs, aussi précis, dans certains cas, que les sensations fournies par la vue dans les maladies chirurgicales. Avouons toutefois que, dans l'enthousiasme de la nouveauté, on s'est beaucoup trop promis peut-être de cette méthode. Etranger à cet esprit d'exagération, nous allons juger l'auscultation par ses résultats positifs, et chercher à donner une idée de son utilité pratique. Mais auparavant il est nécessaire de rappeler sommairement les principaux phénomènes sur lesquels s'exerce l'auscultation, et avant tout la manière de procéder à ce genre de recherches.

PREMIÈRE SECTION.

APPLICATION DE L'AUSCULTATION AUX MALADIES DU POUMON ET DE LA PLÈVRE.

CHAPITRE PREMIER.

Du Sthéthoscope. — De l'Auscultation immédiate et de l'Auscultation médiate.

L'oreille peut être appliquée à nu sur la poitrine ; c'est l'*auscultation immédiate :* ou au moyen d'un conducteur intermédiaire, du sthéthoscope ; c'est l'*auscultation médiate.* Laennec avait adopté exclusivement la seconde méthode, et peu s'en fallait qu'il ne regardât les résultats de l'auscultation comme inhérents au sthéthoscope. Aussi avait-il

consacré pour cet instrument une forme ,
une matière, des proportions voulues. Tout
cela, faut-il le dire ? faiblesse humaine , vé-
nération d'un auteur pour son ouvrage, ten-
dresse d'un père pour son enfant.

Si l'oreille ne peut être appliquée exactement sur tous les points de la poitrine, il est
plus difficile encore d'y bien appliquer un
instrument plat, inflexible , qui ne doit
laisser aucun intervalle entre lui et la peau.
Ici la difficulté devient double : difficulté
de bien poser et de bien tenir le sthéthoscope sur la poitrine ; difficulté de bien
poser l'oreille sur le sthéthoscope.

On a prétendu à tort que l'oreille ne pouvait pénétrer sous l'aisselle , ce qui devient
facile en faisant lever le bras du malade ; et
quant à la partie du thorax située au-dessus
de la clavicule, il est tout aussi facile d'y
placer l'oreille que d'employer un intermédiaire plus ou moins long, et qui suppose ,
ou une taille très élevée, pour examiner un

malade assis sur son lit, ou le secours d'une escabelle.

L'oreille , dit-on , perçoit les sons dans une grande étendue, peut-être même dans tout l'espace occupé par la tête. Le grand mal à cela , quand la chose serait exacte ! Il est des cas où ce serait peut-être un avantage. Mais il n'en est point ainsi, et il n'y a rien de plus facile, en pareil cas, que de distinguer ce qui se passe plus ou moins près de l'oreille ou tout-à-fait vis-à-vis.

Quant à moi, l'oreille me semble de tout point préférable an sthéthoscope, même pour la commodité, mais sur-tout pour la rapidité de l'examen. J'en appelle à tous ceux qui se sont exercés à l'une et à l'autre méthode, et qui savent avec quelle promptitude l'oreille, une fois appliquée, peut glisser sur la poitrine dans l'intervalle d'une respiration à l'autre , de manière à n'en perdre aucune, et à ausculter en vingt points dans l'espace d'une minute.

Resterait donc, comme unique avantage du sthéthoscope, la possibilité d'explorer sans appliquer l'oreille sur une poitrine malpropre ou couverte de sueur. Malheureuse l'humanité, si le médecin ne savait pas braver, pour la secourir, des répugnances et des risques plus grands ! Je ne parle pas de la pudeur à ménager chez les femmes, puisqu'elles peuvent toujours laisser sur leur poitrine un ou plusieurs vêtements, pourvu qu'ils ne soient pas trop épais, et qu'ils collent bien sur la peau.

CHAPITRE II.

Phénomènes produits par la respiration et par la voix dans l'état de santé.

§ Ier.

De la respiration.

De quelque manière qu'on procède dans

cet examen, lorsqu'on applique l'oreille sur un point de la poitrine correspondant au poumon, chez un homme en santé, on entend, dans l'inspiration, un murmure qui se développe peu à peu, et qui donne l'idée de la dilatation de beaucoup de petites cavités ; dans l'expiration , un murmure plus court et plus sec , qui donne l'idée de l'expulsion de l'air. L'intensité de ce bruit varie suivant l'âge du sujet, suivant le point qu'on examine, et suivant beaucoup d'autres circonstances qu'on peut voir dans les ouvrages de physiologie.

§ 2.

De la Voix.

Si le sujet parle, on entend un retentissement, un frémissement confus de la voix dans presque toute l'étendue de la poitrine. Mais dans certains points , au-dessous de la clavicule, et , en arrière , vis-à-vis de la racine des bronches, cette résonnance est plus claire, et la voix semble plus forte et plus rapprochée de l'oreille.

CHAPITRE III.

Phénomènes de l'état morbide.

Dans les maladies de l'organe respiratoire, ces phénomènes sont modifiés de diverses manières.

De la respiration.

§ 1er.

Modifications relatives à la force du bruit respiratoire.

La respiration est quelquefois plus faible que dans l'état naturel, ou tout-à-fait nulle; elle peut être au contraire plus forte, plus bruyante, à divers degrés, quelquefois au point de prendre chez l'adulte le caractère qu'elle offre naturellement chez l'enfant. (Respiration *puérile*.)

Quelquefois la respiration devient comme soufflante au lieu d'être expansive. Il semble que quelqu'un vous souffle dans l'oreille à travers un tube. On peut encore se faire une idée de ce bruit, en appliquant l'oreille sur la trachée artère. Cette respiration soufflante présente diverses nuances qui donnent l'idée de la grandeur de l'espace où se produit le souffle. Elle est désignée sous différents noms, suivant le lieu où l'on présume qu'elle se fait. C'est la respiration *trachéale*, la respiration *bronchique* ou *souffle tubaire*, la respiration *caverneuse*. Ces diverses respirations, je le répète, ne doivent pas être confondues ; elles se distinguent aisément dans la pratique : mais elles ont cela de commun, que le bruit respiratoire dans tous ces cas, donne l'idée d'un souffle dans l'oreille. Dans la respiration caverneuse, il semble quelquefois qu'il y ait quelque chose d'interposé entre l'oreille et le bruit : c'est le *souffle voilé*.

§ 2.

Râles, ou bruits étrangers au murmure naturel de la respiration.

Faible ou forte, expansive ou soufflante, la respiration peut être pure, sans mélange d'autres bruits, ou au contraire mêlée de *râles*, en d'autres termes, de bruits étrangers au murmure de la respiration. Ces bruits ou râles, quoique très variés, peuvent être rapportés à quatre types principaux :

1° Le *râle crépitant*, bruit semblable à celui que produit le sel qui décrépite sur le feu, ou encore à celui du beurre chaud et bouillant dont les bulles crèvent et pétillent;

2° Le *râle muqueux*, semblable aussi à des bulles qui craquent en crevant ; mais les bulles, dans ce second cas, paraissent beaucoup plus grosses et semblent formées par un liquide plus visqueux. Moins sec et plus gros, ce râle se distingue de l'autre par la sensation de l'humidité.

Entre ces deux râles, il y en a une espèce qui participe des caractères de tous deux. Les bulles semblent un peu plus grosses que dans le râle crépitant, et moins humides que dans le râle muqueux. C'est le râle *sous-crépitant*, ou *crépitant humide*.

3° Le *râle sonore*, ou *grave*. Celui-là ressemble au ronflement d'un homme endormi, ou au son que rend la grosse corde d'un alto.

4° Le *râle sibilant*. Ce dernier offre une foule de variétés, qui se rapprochent plus ou moins du sifflement. Quelquefois il est chantant, conservant cependant le timbre aigu et semblable au cri de certains oiseaux;

quelquefois il a un timbre plus grave et plus doux, qui se rapproche du roucoulement de la tourterelle.

§ 3.

Bourdonnement amphorique. — Tintement métallique.

La respiration peut encore présenter deux phénomènes remarquables ; quelquefois elle s'accompagne d'un bruit à peu près semblable à celui qu'on fait en soufflant dans un vase à ouverture étroite, dans une cruche, par exemple : c'est la respiration ou le bourdonnement *amphorique :* ou bien la respiration s'accompagne d'une espèce de cliquetis, et plus souvent de tintement, qui semble produit par un métal qu'on choque et qui entre en vibration : c'est le *tintement métallique.* Ces deux phénomènes ont une grande analogie, ils existent souvent ensemble, ou se trouvent chez le même sujet à différents

instants, car il est des cas où ils ne diffèrent que par des nuances à peine apprécia-
bles.

De la Voix.

Les principales modifications de la voix
se réduisent à trois.

1° La voix peut retentir dans les bronches plus fortement que de coutume, dans
des points d'ailleurs éloignés de la racine
du poumon; elle paraît en même temps rapprochée de l'oreille de l'observateur : c'est la
bronchophonie;

2° La voix paraît complétement sortir de
la poitrine. Il semble à l'observateur qu'on
lui parle dans l'oreille, et quelquefois avec
une force qui lui est incommode: c'est la
pectoriloquie ;

3° La voix résonne plus fortement que de
coutume, en même temps elle est chevro-
tante, saccadée, claire et presque argentine.
C'est l'*ægophonie*, qui offre d'ailleurs de

nombreuses variétés, dont une des plus remarquables rappelle le son nasillard de la voix de polichinelle.

La voix aussi, comme la respiration, peut donner lieu au bourdonnement amphorique ou au tintement métallique.

Je ne décris, comme on voit, que les phénomènes bien tranchés et bien connus, laissant de côté quelques faits indiqués plus récemment et moins bien constatés, tels, par exemple, que le *râle de frottement*, ascendant ou descendant.

CHAPITRE IV.

Interprétation des phénomènes indiqués ci-dessus.

Maintenant, reprenant ces phénomènes un à un, nous allons en indiquer la valeur, et l'on verra combien facilement, à l'aide de ces signes, on arrive au diagnostic des maladies de poitrine, sur-tout lorsqu'on y joint les résultats de la percussion (1).

De la Respiration.

§ 1er.

Modifications de la respiration relatives à l'intensité du bruit.

La faiblesse du bruit respiratoire, lorsqu'elle n'est pas portée à un certain degré, ne fournit aucune induction positive.

Il en est tout autrement s'il y a faiblesse extrême, et à plus forte raison absence du bruit respiratoire. Alors il faut distinguer deux cas. Ou en même temps il y a matité, absence de son par la percussion ; ou la poitrine reste sonore. S'il y a matité, on peut

(1) C'est ce que je ferai pour quelques cas où il est nécessaire de combiner ces deux méthodes, bien que je ne traite que plus bas de la percussion.

conclure que le parenchyme pulmonaire est induré, imperméable à l'air, ou qu'entre le poumon et la plèvre il y a un corps interposé, et ce corps est le plus habituellement un liquide, un épanchement pleurétique. Ces deux cas d'ailleurs vont devenir plus distincts par l'addition de nouveaux signes.

Si la poitrine est sonore, et si l'absence du bruit respiratoire est passagère, qu'il disparaisse au bout de quelques instants dans les points où il existait, et se montre dans d'autres où il n'existait pas ; cette réunion de circonstances caractérise un catarrhe, et le plus souvent un catarrhe sec, dans lequel il y a obstruction momentanée de quelques bronches. Les mêmes phénomènes s'observent dans deux autres cas, dans l'emphysème pulmonaire et dans le pneumo-thorax ; mais avec des différences notables. L'absence de la respiration est permanente ; la sonoréité n'est pas seulement celle de l'état normal ; mais elle est le plus souvent augmentée. D'autres signes en outre distinguent ces deux cas l'un de l'autre, et tous deux du catarrhe sec.

L'intensité plus grande du bruit respiratoire est par elle-même un signe de peu de valeur : s'il y a respiration puérile d'un côté, absence de respiration de l'autre, ou bien seulement respiration puérile dans une partie d'un même côté, avec absence dans d'autres points ; ce signe confirme les inductions tirées de l'autre, en indiquant, dans les parties de poumon restées saines, un travail supplémentaire.

La respiration soufflante, et spécialement celle qui a été indiquée sous le nom de respiration bronchique, souffle tubaire, se rencontre dans trois cas : la pneumonie arrivée à l'hépatisation, la pleurésie, la dilatation des bronches, avec induration du parenchyme pulmonaire autour de ces conduits. Ces trois cas se distinguent d'ailleurs par d'autres circonstances.

3

La respiration avec souffle dans un espace qui paraît plus étendu que les bronches,
soit que le souffle paraisse ou non *voilé*,
indique une caverne dans le point correspondant ; aussi l'appelle-t-on alors respiration caverneuse.

§ 2.

Des Râles.

Le râle crépitant sec et fin ne se rencontre
guère que dans deux cas : la pneumonie au
premier degré, et l'apoplexie pulmonaire,
maladies si distinctes d'ailleurs par d'autres
signes, qu'il est impossible de les confondre.

Il y a un râle crépitant sec et à grosses
bulles, différent par là même du râle de la
pneumonie, qui manque rarement dans l'emphysème pulmonaire, ce qui confirme le
diagnostic de cette maladie, quand d'ail-

leurs il a été établi par des signes indiqués plus haut. C'est un des signes aussi qui distingue ce cas du pneumo-thorax.

Le râle sous-crépitant, différent du dernier par la sensation d'humidité, appartient spécialement à l'œdème du poumon ; mais ce râle, il faut l'avouer, se confond bien facilement avec le muqueux lorsqu'il est fin.

Celui-ci appartient au catarrhe humide. On vient de voir qu'il ressemble beaucoup au râle sous-crépitant. Très fin, il peut même être confondu avec le râle crépitant de la pneumonie, et quelquefois les observateurs les plus habiles n'ont pas trouvé de différence entre les deux phénomènes ; très gros, et à l'état qui a été indiqué sous le nom de gargouillement, il se confond avec le bruit du même nom qui a lieu dans les cavernes. Médiocrement gros, et c'est l'état sous lequel il se présente le plus souvent, il est caractéristique de la bronchite aiguë ou chronique.

Le râle sonore et le râle sibilant existent ensemble ou séparément dans le catarrhe sec, se joignent souvent au râle muqueux dans le catarrhe humide. Ce sont proprement les râles du catarrhe, et ils indiquent l'étendue de la phlegmasie des bronches, qui ne pourrait être appréciée sans leur secours.

§ 3.

Du bruit amphorique et du tintement métallique.

La respiration avec bourdonnement amphorique, ou tintement métallique, ne se présente que dans deux cas : une vaste caverne, à demi-remplie de liquide, à parois minces, et qui adhèrent à la plèvre; un pneumo-thorax, avec épanchement de liquide dans la plèvre, et communication dans les bronches. Ces deux cas d'ailleurs se distinguent assez facilement. Le tintement s'entend dans une moindre étendue dans le cas de caverne ; la sonoréité n'est pas excessive et tympanique comme dans le pneumo-thorax ; le fût-elle, cela aurait lieu encore dans une moindre étendue.

De la Voix.

Quant aux phénomènes fournis par la voix , la bronchophonie a lieu dans l'hépatisation du poumon et dans la dilatation des bronches ; elle accompagne presque toujours la respiration bronchique. Mais il faut en faire peu de cas, lorsqu'elle n'a lieu que vers les parties supérieures, spécialement vis-à-vis la racine des bronches, où elle peut être naturelle.

La pectoriloquie indique la présence d'une caverne dans laquelle la voix retentit ; il faut apporter ici la même restriction que pour la bronchophonie ; de plus, ces deux phénomènes, malgré l'étendue différente des cavités où ils se passent, ne diffèrent quelquefois que par des nuances. Il ne faut donc avoir en l'un ou l'autre, une entière confiance, que quand ils sont bien tranchés, et se joignent d'ailleurs à d'autres signes.

L'ægophonie paraît se lier habituellement à un épanchement pleurétique encore peu abondant, et qui ne forme qu'une couche mince entre la plèvre et le poumon. Quand elle existe, jointe à la matité et à l'absence de bruit respiratoire, c'est le signe caractéristique de la pleurésie. Mais c'est un des phénomènes d'auscultation les moins distincts, et sur lequel il y a le plus souvent contestation entre des observateurs habiles et exercés.

La voix avec bourdonnement amphorique ou tintement métallique, existe dans les mêmes cas que la résonnance analogue de la respiration. Je n'ajoute rien à ce que j'ai dit à ce sujet.

CHAPITRE V.

Valeur des signes fournis par l'auscultation dans les maladies du poumon et de la plèvre.

Dans cette énumération rapide des maladies liées aux principaux phénomènes d'auscultation, on a dû voir que la plupart de ces phénomènes pouvaient exister dans plusieurs maladies. Mais on a vu aussi que ces cas, qui donnent lieu à un même phénomène, et qui semblent devoir se confondre, se différencient le plus souvent par d'autres signes, également fournis par l'auscultation, sans parler du secours des symptômes. Ce n'est donc point là un reproche à faire à cette méthode.

Mais voici une autre objection plus sérieuse, et c'est la principale restriction que nous nous permettrons d'apporter aux prétentions de l'inventeur, ou des partisans

outrés de l'auscultation. Les signes sthéthoscopiques peuvent manquer, quoique la
maladie existe, et réciproquement la maladie peut exister sans les signes. Laennec
lui-même indique certaines dispositions
des cavernes, ou la pectoriloquie n'a point
lieu ; l'ægophonie manque souvent dans la
pleurésie, ou elle existe si peu de temps,
qu'il faudrait, pour la saisir au passage,
assister au début de la maladie ; d'autre
part on la trouve dans certaines maladies des
bronches, ou du moins alors la bronchophonie revêt tellement les caractères de l'ægophonie, qu'on ne saurait les distinguer. Il
n'est, je crois, aucun signe qui ne soit dans
ce cas, sans même en excepter le râle crépitant, que Laennec regardait comme pathog-
nomonique de la pneumonie. Ces signes ne
sont donc ni constants, ni infaillibles.

On peut répondre que souvent l'auscultation donne plusieurs signes pour une lésion, de telle sorte qu'ils se suppléent l'un

l'autre ; cela est vrai pour la plupart des cas, et , à défaut de la pectoriloquie , souvent la respiration caverneuse, signe au moins aussi sûr pour une oreille exercée , a décélé l'existence d'une caverne.

A ces cas encore on peut opposer ceux où les signes sthéthoscopiques existent seuls , en l'absence des symptômes caractéristiques; où le râle crépitant , par exemple , a découvert une pneumonie latente , vérifiée plus tard par l'autopsie , ou par des symptômes ultérieurs. C'est là sur-tout que l'auscultation triomphe , et qu'elle rend au médecin observateur des services inappréciables.

Après tout enfin , et il nous est encore permis d'adoucir notre objection par cette concession , quels sont les signes qui ne sont pas sujets à faillir ? Et ne suffit-il pas, pour qu'ils soient bons et précieux, qu'ils existent dans la plupart des cas ?

DEUXIÈME SECTION.

DE L'AUSCULTATION DANS LES MALADIES DU CŒUR.

L'auscultation appliquée à l'étude des maladies du cœur fournit, comme dans les affections du poumon et de la plèvre, un certain nombre de signes. Mais pour se faire une idée de ces phénomènes, inhérents à l'état de maladie, il faut avant tout connaître ceux qui ont lieu dans l'état sain.

CHAPITRE PREMIER.

Phénomènes de l'état normal.

1º *Choc ou impulsion du cœur.*

Lorsqu'on place l'oreille sur la région précordiale, on a la sensation d'un choc qui vient heurter la tête : c'est ce qu'on appelle le *choc* ou l'*impulsion* du cœur. La force de cette impulsion varie beaucoup suivant les sujets. Cependant, par l'exercice, on finit par se faire une idée approximative du type normal, pour chaque constitution. Ce phénomène a été rattaché par Laennec à l'auscultation ; mais évidemment c'est une sensation tactile, dont la main pourrait être juge aussi bien que l'oreille. En employant l'oreille on abrège seulement l'examen, parce qu'elle constate en même temps d'autres phénomènes qu'elle peut seule reconnaître.

2° *Bruit des Contractions.*

A chaque contraction des ventricules et au même moment où l'artère radiale vient frapper la main, on entend une espèce de murmure sourd, qui paraît être produit par ces mêmes contractions. Aussitôt après, on

entend un bruit plus clair, analogue au claquement d'un fouet ou d'une soupape : il
résulte, suivant Laennec, de la contraction
des oreillettes. Sans chercher à motiver mes
doutes, sans présenter une autre explication,
je me bornerai à dire que celle de Laennec
ne me paraît nullement certaine , au moins
pour ce qui regarde les oreillettes. Plusieurs
observateurs , entre autres mon savant et
laborieux ami , M. le docteur Carswell, qui
s'occupe de recherches sur ce sujet, conçoi-
vent autrement le bruit éclatant qui succède
à la contraction des ventricules. Cependant,
pour la commodité du langage , je conser-
verai les expressions reçues : *Bruit des ventricules , bruit des oreillettes.*

A ces deux bruits succède un intervalle de
repos ; puis de nouveau on entend le murmure sourd qui annonce la contraction des
ventricules , le claquement des oreillettes.

3° *Rhythme des Battements.*

Ces phénomènes se succèdent dans **un tel** ordre, que, sur la totalité du temps que dure une contraction du cœur, le bruit du ventricule occupe la moitié , celui de l'oreillette un quart ou un peu plus, l'intervalle de repos un quart ou un peu moins. C'est là le *rhythme* naturel des battements du cœur.

4° *Étendue des Battements.*

Ces différentes sensations, impulsion ou bruit , et plus spécialement le bruit , sont perçues exclusivement dans la région précordiale et dans toute cette région , dans l'état sain ; quelquefois dans une partie seulement et vers le centre chez les sujets gras , un peu plus au large chez les sujets maigres, et jusque sur l'épigastre chez ceux qui ont le sternum court. Sans tenir compte de ces particularités, on peut regarder les limites de la région précordiale comme la mesure de *l'étendue dans laquelle s'entendent les contractions du cœur* dans l'état de santé.

CHAPITRE II.

Phénomènes de l'état morbide.

§ 1er.

Distinction des cavités droites et des cavités gauches.

Dans la description des phénomènes naturels, on peut indiquer en bloc, comme nous l'avons fait, la contraction des ventricules et celle des oreillettes, sans distinguer les cavités droites des cavités gauches. Les bruits qui correspondent aux deux moitiés du cœur sont égaux et semblables, dans quelque point qu'on place l'oreille , en se rapprochant ou en s'éloignant du sternum. Il n'en est plus de même dans l'état pathologique , où l'impulsion et le bruit des deux moitiés du cœur diffèrent souvent beaucoup. Alors il devient commode pour l'examen, de subdiviser le région précordiale en deux parties ; l'une correspondant aux cartilages des 5ᵉ, 6ᵉ et 7ᵉ côtes, l'autre au tiers inférieur du sternum. Dans l'une on sent et l'on entend les contractions des *cavités gauches* , dans l'autre celles des *cavités droites*.

§ 2.

Les faits qui caractérisent l'état morbide du cœur consistent en certains changements dans les phénomènes qui viennent d'être indiqués. Ces changements portent donc sur le choc, le bruit des contractions, leur rhythme et l'étendue dans laquelle elles peuvent être perçues.

1o *Choc.*

Le choc est quelquefois plus faible que dans l'état naturel ; il est à peine perceptible ; il est nul. Plus fort dans d'autres cas, il vient heurter l'oreille avec violence , au point de donner quelquefois une sensation désagréable, quelquefois même de soulever la tête. Il y a une foule de nuances , une foule de degrés dans ces changements, et tout ce qui s'écarte sensiblement du type normal indique un état de maladie.

2° *Bruit des contractions.*

Mêmes différences , à peu de chose près, pour le bruit des contractions. Il est quelquefois plus sourd, plus obscur ; d'autres fois plus clair et plus sonore.

3° *Rhythme des battements.*

Le rhythme des battements peut varier de mille manières. Tantôt, c'est la contraction du ventricule qui dure plus ou moins de temps, celle de l'oreillette conservant la même durée, et l'intervalle de repos est raccourci ou alongé d'autant : tantôt, dans le même temps que doit remplir une seule contraction des oreillettes, il en survient plusieurs courtes, vives et comme convulsives ; ou bien une contraction du cœur manque complètement et il y a intermittence comme dans le pouls ; ou encore il y a une telle irrégularité, une telle confusion dans les battements, qu'il est impossible de les analyser.

4° *Étendue des battements.*

Chez certains malades, les battements du

cœur s'entendent dans une moindre étendue que dans l'état naturel, dans un point seulement de la région précordiale , un pouce carré par exemple. Chez d'autres ils s'entendent hors de cette région , dans les parties latérale gauche , antérieure et latérale droite, postérieure gauche , et jusque dans la partie postérieure droite du thorax. L'ordre dans lequel nous avons énuméré ces parties forme une sorte d'échelle dressée par Laennec, et qui indique l'extension progressive de ces battements ; de telle sorte qu'ils n'arrivent jamais qu'en dernier lieu à la partie postérieure droite, et que , d'autre part, lorsqu'on les entend dans ce point, on peut conclure, sans autre examen, qu'ils sont perceptibles dans toute l'étendue du thorax.

§ 3.

Bruits étrangers à l'état normal ; bruits de soufflet, de cuir neuf ; frémissement ca-taire.

Outre ces changements, il est certains bruits particuliers, correspondant aux râles des maladies du poumon , qui ne sont plus seulement des modifications des phénomènes naturels , mais des phénomènes nouveaux sur-ajoutés à ceux-ci. Telles sont les di-verses variétés du *bruit de soufflet.* La plus fréquente de ces variétés consiste dans un phénomène dont le nom seul donne l'idée. Il semble qu'on entende sous son oreille quelqu'un souffler le feu, plutôt encore avec la bouche qu'avec un soufflet. L'interrup-tion régulière des contractions ne contribue pas peu à produire cette sensation. Il y a une autre variété connue sous le nom de *bruit de râpe*, et qui ressemble exactement, suivant certaines nuances, au bruit d'une râpe, d'une lime ou d'une scie. Il y a encore un bruit de soufflet *musical ou sibilant*, ressemblant à un chant et offrant des intonations distinctes. Laennec a noté certains battements du cœur qui lui avaient présenté ce caractère ; mais ce sont là, il faut l'avouer, des observations un peu subtiles ; et depuis Laennec, il s'est rencontré peu d'oreilles assez délicates pour retrouver cette mélodie du cœur. J'ai bien entendu quelquefois, dans les contractions du cœur, et ce n'est pas un fait fort rare, quelque chose qui ressemblait aux vibrations d'une corde de basse ou d'alto, ou un bruit analogue à la voix du coucou ; mais jamais une mélodie, un chant composé de notes toujours les mêmes et revenant régulièrement. Laissons là ces faits peu connus, et ne nous arrêtons qu'aux résultats bien constatés.

Par la même raison je n'indique qu'en

passant un bruit analogue au *craquement du cuir neuf*, qui n'a été entendu que rarement et par un petit nombre d'observateurs.

Un dernier phénomène qui se rencontre plus fréquemment et qui mérite plus d'attention ; c'est le *frémissement cataire*. Toujours heureux en comparaisons, Laennec a ainsi nommé une sensation perceptible à l'oreille, mais au moins aussi sensible à la main, qui ressemble au murmure de satisfaction et au tremblement cadencé et comme convulsif du chat (*catus*) , lorsqu'on passe la main sur son dos.

CHAPITRE III.

Interprétation de ces phénomènes.

Il s'agit maintenant d'interpréter ces phénomènes , d'indiquer leur valeur comme signes de telle ou telle lésion , et de faire connaître l'utilité qu'en peut tirer le praticien.

§ 1er.

1° *Impulsion.*

Une impulsion plus forte que dans l'état naturel indique un état d'hypertrophie des parois du cœur ; un choc faible et mou indique ou l'amincissement de ces mêmes parois, qui se lie presque toujours à la dilatation, ou un certain degré de ramollissement.

2° *Bruit des Contractions.*

Plus sourd , le bruit des contractions indique encore l'hypertrophie, avec des degrés variables ; (ce phénomène peut se lier aussi au ramollissement :) plus clair , il indique des parois minces, ou plutôt la dilatation des cavités.

Il semble au premier abord que le ramollissement pourra se confondre dans certains cas avec l'hypertrophie , dans d'autres avec la dilatation. D'abord, le ramollissement , comme maladie primitive et isolée, est une chose fort rare en comparaison des deux autres lésions. Et d'ailleurs en réunissant les résultats fournis par le choc et par le bruit , il n'y a plus lieu à erreur. Le choc est faible et le bruit sourd dans le cas de ramollissement, ce qui n'a pas lieu dans les deux autres.

3° *Rhythme.*

Les irrégularités dans le rhythme des battements ne se lient à aucune lésion en particulier. De même que les irrégularités du pouls , elles ne peuvent être regardées que comme un signe général de maladie du cœur.

4° *Étendue des battements.*

Quand les battements se font entendre dans une moindre étendue, il y a lieu de croire à une hypertrophie; quand ils se font entendre dans une étendue plus grande , à une dilatation.

§ 2.

Bruits étrangers à l'état normal.

1° *Bruit de soufflet.*

Le bruit de soufflet , rattaché d'abord par Laennec au rétrécissement des orifices , avec lequel il coexiste fréquemment, plus tard, et à cause d'une foule de cas où il s'était montré sans cette lésion , a été regardé par Laennec lui-même comme indiquant un simple spasme du cœur. Peut-être aussi se lie-t-il à un trop-plein des cavités. Ce qu'il y a de certain, c'est qu'après s'être montré très distinct,il disparaît souvent par le repos, par la saignée,et se reproduit sous l'influence de conditions opposées. Ceci s'applique à toutes les variétés du bruit de soufflet, lequel , comme on voit, ne saurait être rattaché à aucune lésion spéciale.

2° *Frémissement cataire.*

Le frémissement cataire paraît se lier au rétrécissement des orifices, par quelques causes qu'il soit produit (adhérences, épaississement, ossification, végétations, etc.), plus fréquemment que le bruit de soufflet ; mais non pas si constamment encore, qu'il puisse être regardé comme un signe certain.

3° *Bruit de cuir neuf.*

Enfin le bruit de cuir neuf avait eté regardé comme un indice de péricardite, mais des observations ultérieures n'ont pas confirmé cette idée, et c'est encore un phénomène à peu près de nulle valeur.

§ 3.

1° *Lésions des cavités droites et des cavités gauches.*

Jusqu'ici nous avons indiqué d'une manière générale les signes des diverses lésions, sans chercher à distinguer ce qui appartient à l'une ou l'autre moitié , à tel ou tel orifice. Cette distinction est facile, suivant Laennec, en se guidant par les mêmes principes, et en explorant séparément les deux parties de la région précordiale. Est-ce sous les cartilages des sixième et septième côtes , et là seulement ou plus spécialement, que le son est obscur ? Il y a hypertrophie du ventricule gauche isolément. Le son est-il très clair sous le sternum , naturel ou obscur par comparaison à gauche ? Il y a dilatation du ventricule droit. On peut en dire autant de l'impulsion. Mais cette marche n'est plus applicable pour ce qui regarde l'espace dans lequel les battements ont lieu, et le plus ou moins d'étendue de cet espace indique d'une manière générale l'hypertrophie ou la dilatation, sans permettre de désigner le siége spécial de la lésion.

2° Lésions des ventricules ou des oreillettes.

Le bruit de soufflet et le frémissement cataire, sans être des signes certains, se lient cependant le plus souvent à un rétrécissement des orifices. Suivant qu'ils ont lieu après la contraction de l'oreillette, selon Laennec, ou après celle du ventricule, ils indiquent que le rétrécissement existe à l'orifice auriculo-ventriculaire ou aux valvules sigmoïdes; et suivant encore qu'ils sont plus marqués sous le sternum ou sous les cartilages des côtes, ils apprennent si la lésion est à droite ou à gauche. On sait d'ailleurs que ces lésions existent presque toujours à gauche et sont fort rares à droite.

CHAPITRE IV.

De l'auscultation dans les maladies des vaisseaux.

§ 1er.

Battements forts et simples dans les anévrysmes.

Je ne parle pas des battements *forts et simples* (par opposition à ceux du cœur, qui sont *doubles*, à cause de la contraction de l'oreillette et du ventricule), donnés par Laennec comme un indice des anévrysmes de l'aorte. On a vu ce phénomène manquer dans beaucoup de cas, ou bien être remplacé par un autre qui n'est pas plus caractéristique.

§ 2.

Bruit de soufflet des artères.

Quant au *bruit de soufflet des artères*, c'est un phénomène de nulle valeur comme signe d'une lésion locale , qui paraît et disparaît par des influences beaucoup plus légères encore que celles qui modifient le bruit de soufflet du cœur, et qui tout au plus indique un état vague de spasme, non seulement dans les artères , mais dans toute l'économie.

CHAPITRE V.

Valeur des signes fournis par l'auscultation dans les maladies du cœur et des vaisseaux.

En résumant ce qui précède, on voit d'abord que l'auscultation est à peu près de nul secours pour les maladies des vaisseaux et du péricarde ; et que, pour le cœur, elle ne fait point connaître les maladies des oreillettes , dont à dessein nous n'avons point fait mention, parce que, de l'aveu même de Laennec, elles n'ont pas de signes positifs. Anatomiquement, il est vrai , ces maladies sont rares et beaucoup moins prononcées ordinairement que celles des ventricules ou des orifices.

On a vu combien sont infidèles les signes qui indiquent le rétrécissement des orifices. En fût-il autrement, il serait peu utile encore de savoir qu'il y a rétrécissement, quand des lésions si variées, et pour la plupart incurables, peuvent produire le même effet.

L'auscultation ne s'applique d'ailleurs ni aux ruptures, ni à la dégénérescence graisseuse, ni aux cancers, ni aux tubercules, ni aux autres maladies de la substance du cœur. Reste le ramollissement, maladie rare, avec l'hypertrophie et la dilatation, maladies au contraire fort communes, sur lesquelles cette méthode s'exerce avec plus de succès. Et toutefois, dans ces cas même, elle est sujette encore à faillir. Sans parler des pleurésies, des hydropéricardes, des indurations du poumon, qui peuvent faire varier l'éten-

due des battements; qui ne sait que l'impulsion du cœur devient plus forte par suite
d'exercices violents ou d'une émotion vive ?
qu'elle s'affaiblit par la diminution des for-
ces et l'épuisement du sujet, et cela sans
que l'état du cœur ait changé? D'autre part,
on voit des cœurs énormément hypertrophiés
qui, pendant la vie, n'ont donné qu'une
faible impulsion : il semble qu'accablés de
leur propre poids, ils peuvent à peine se
soulever. Le bruit clair ou sourd des contractions n'est pas un indice plus sûr, ni plus
constant. Ici donc, plus souvent encore que
dans les maladies du poumon, les signes peuvent exister sans les lésions, et quelquefois les
lésions sans les signes. Dans le premier cas,
il est vrai, un examen attentif peut faire
éviter l'erreur ; mais il n'y a rien à répondre
à la seconde partie de l'objection.

Il n'est pas plus permis de préciser toujours le siége des lésions, et, quoiqu'on en
dise, s'il est des cas tranchés où l'on juge

au premier coup d'œil le lieu et la nature
de la maladie , il en est d'autres où l'on de-
vine plutôt qu'on ne juge ; il en est où il
n'est plus même possible de deviner.

Ce qu'on peut dire de mieux en faveur
de l'auscultation dans les maladies du cœur,
c'est que quelquefois elle les décèle à une
époque où les signes rationels sont à peine
marqués.

Il suit de là, sans entrer dans de plus
longs détails, que l'auscultation est d'une
médiocre utilité dans les maladies du cœur,
d'une utilité beaucoup moindre que dans
les affections du poumon.

N'oublions pas toutefois que l'auscultation fournit dans ce cas comme pour le
poumon, des signes clairs et faciles à reconnaître ; et que ces signes, en défaut
quelquefois, d'autres fois et plus fréquemment, ont été trouvés justes : c'est quelque
chose que de pouvoir confirmer par de pa-
reils moyens un diagnostic établi souvent

sur des données assez vagues. Quelques-uns de ces signes d'ailleurs , encore stériles ou peu précis, un jour peut-être seront fécondés ou rendus plus positifs par de nouvelles observations. Voilà pour le diagnostic.

Pour le traitement , si nous tirons moins de ressources dans ce cas de l'auscultation , cela ne tient point au vice de la méthode , mais à l'imperfection de la thérapeutique : c'est qu'il ne nous est pas possible de dissiper une hypertrophie , une dilatation, de dissoudre l'incrustation calcaire des valvules , aussi facilement que nous combattons une pleurésie ou une pneumonie.

DE LA PERCUSSION.

J'ai déjà parlé de la percussion ; mais il ne sera point inutile d'y revenir, pour qu'on sache ce qu'on peut tirer de cette méthode séparée de l'auscultation ou combinée avec elle.

CHAPITRE PREMIER.

De la manière de percuter. — Résultats de la percussion, variables suivant certaines circonstances.

On percute la poitrine avec le plat de la main, ou mieux encore, et sur-tout quand on veut examiner en détail les diverses régions, avec l'extrémité des quatre derniers doigts réunis, soit qu'on les maintienne ou non avec le pouce. On ne doit point percuter obliquement, mais perpendiculairement à la surface, ou en se rapprochant de la perpendiculaire.

Le résultat de la percussion varie suivant quelques circonstances bien connues. Les points revêtus de parties épaisses, comme l'omoplate, le voisinage de la mamelle chez la femme, donnent un son beaucoup moins clair que les autres régions. Chez les sujets infiltrés ou très gras, le son rendu par la poitrine peut être sourd ; il peut être très clair chez les sujets fort maigres, sans qu'il en faille rien conclure. La poitrine résonne mieux chez un homme assis sur son lit que lorsqu'il est couché et enfoncé dans des matelas. Si l'on se rapproche, en frappant, de la perpendiculaire, le son est plus clair que quand on percute sous un angle plus ou moins aigu. Ce sont là autant de circonstances dont il faut tenir compte.

Mais si, hors des cas prévus, la sonoréité

du thorax s'éloigne d'un certain degré qui forme le type normal , et qu'on connaît par l'exercice , cette différence indique un état morbide. Il est bon d'ajouter qu'à part certains cas où les deux côtés sont malades, dans quelques emphysèmes , par exemple , dans la double pleurésie, on évalue les résultats de la percussion par comparaison , non point seulement avec ce type général , mais avec la sonoréité du côté sain, qui sert à contrôler le côté malade. Il est inutile de dire qu'il faut percuter à la même hauteur des deux côtés , avec la même force, sous le même angle, et sur les mêmes parties, osseuses ou musculaires.

CHAPITRE II.

Des maladies du poumon. — Phénomènes de l'état
morbide. — Interprétation de ces phénomènes.

La sonoréité est-elle seulement un peu
plus sourde? Cela peut se lier à l'engoue-
ment ou à l'œdème du poumon , à une lésion , en un mot , qui n'a point détruit to-
talement la perméabilité de cet organe. Mais
à ce degré une différence dans la sonoréité ,
existant isolément, est un signe de peu de
valeur.

Si le son est mat, comme on l'a dit
plus haut, ou bien il y a quelque chose
d'interposé entre les côtes et le poumon (ce peut être une tumeur solide, cas
excessivement rare , ou un épanchement
pleurétique, cas très fréquent , et par conséquent le plus présumable) ; ou bien le
poumon a cessé d'être perméable , soit par

6

suite d'hépatisation , soit parce qu'il est rempli de tubercules. Je ferai remarquer toutefois que chez les phthisiques , la poitrine souvent rend un son assez clair, à cause de la maigreur, bien que le poumon soit presque complètement induré. Le plus ou moins d'étendue dans laquelle existe la matité indique l'étendue de la lésion.

Une sonoréité plus claire que dans l'état naturel se lie habituellement à l'emphysème pulmonaire; beaucoup plus claire encore, et semblable à la résonnance d'un tambour, elle indique presque toujours un pneumothorax.

Relativement à la sonoréité des différens points, il faut savoir enfin que la partie inférieure du thorax à droite rend naturellement un son très sourd, à gauche un son très clair , à cause de la présence du foie d'une part, de l'autre de l'estomac, souvent distendu par des gaz.

CHAPITRE III.

**Des maladies du cœur. — Phénomènes de l'état
morbide. — Interprétation.**

Appliquée aux maladies du cœur proprement dites, la percussion est d'un faible secours. Ni la dilatation, ni l'hypertrophie
isolément ne produisent la matité, comme
on l'a enseigné dans un temps : il faudrait,
pour cela, l'hypertrophie réunie à la dilatation ; et même la matité n'est pas encore
constante dans ces conditions.

Ce sont sur-tout les maladies du péricarde qui font varier la sonoréité de la région précordiale, et la matité de cette partie
devient un signe précieux dans la péricardite aiguë ou chronique, maladie si souvent
obscure. Il ne faut pas oublier toutefois que,
par suite de certaines dispositions, cette région est naturellement matte chez quelques

sujets; et de plus, on n'a pas, dans ce cas, un point de comparaison dans le côté droit, comme pour les autres parties.

CHAPITRE IV.

Valeur des signes fournis par la percussion.

En résumé, on voit que la percussion, séparée de l'auscultation, permet rarement d'arriver à un diagnostic bien précis. Mais en réunissant ces deux méthodes, comme nous l'avons fait dans quelques parties de ce travail, elles se prêtent un secours mutuel, et c'est alors sur-tout qu'elles sont fécondes en résultats.

DE L'APPLICATION DE LA MAIN.

Manière de l'appliquer. — Phénomènes perçus par
ce procédé. — Lésions qu'il peut indiquer.

L'application de la main, qu'on pose à plat
et par la face palmaire sur la surface de la
poitrine, est un moyen connu de bien peu
d'observateurs, et qui n'a point encore été
érigé en méthode. Toutefois je l'ai vu employer quelquefois par M. Husson dans la
phthisie, et très fréquemment par M. Chomel dans la pleurésie. Il mériterait d'être
plus répandu, parce qu'il peut suppléer
d'autres méthodes moins commodes, sur-
tout quand il faut visiter rapidement, ou
que le malade est habillé.

1º *Respiration.*

La main ainsi appliquée peut être plus ou moins soulevée pendant l'inspiration. Si elle l'est moins d'un côté que de l'autre , il est probable que ce côté est actuellement malade, à moins qu'il ne soit rétréci par suite d'anciennes adhérences. L'œil pourrait juger jusqu'à un certain point de l'expansion de la poitrine ; mais on en juge mieux en joignant le toucher à la vue. Ce qui donne lieu habituellement à cette dilatation moindre d'un côté, c'est une induration du poumon par suite de pneumonie ou de tubercules , mais plus fréquemment une pleurésie.

2º *Voix.*

Quand un homme parle , la main perçoit des vibrations plus ou moins fortes dans toute l'étendue du thorax. Ces vibrations cessent-elles de se faire sentir dans certains points ? il y a nécessairement, dans ce lieu, quelque chose d'interposé entre le poumon et les côtes, et il est très probable que c'est un épanchement pleurétique. Si au contraire, les vibrations sont beaucoup plus fortes dans un point isolément, il y a là une caverne superficielle.

3° *Râles.*

Suivant Laennec, la crépitation pourrait être sentie à la main dans certains cas, et spécialement dans l'emphysème vésiculaire. On applique pour cela le doigt dans un espace intercostal, et l'on presse un peu fortement. Cette pression détermine quelquefois la crépitation; d'autres fois elle n'est pas nécessaire. Il est clair que cela ne peut avoir lieu que chez des sujets maigres. C'est un fait que je n'ai pas été à même de vérifier; mais j'ai cru quelquefois reconnaître le gargouillement de cette manière. Au reste, pour ees phénomènes d'auscultation, l'oreille est un juge bien meilleur que tout autre sens.

Il est inutile de rappeler ici que, pour le cœur, la main appliquée sur le péricarde peut, aussi bien que l'oreille, apprécier la force, et souvent le rhythme des battements, phénomènes rapportés par Laennec à l'auscultation.

DE LA SUCCUSSION.

Procédé opératoire. — Phénomènes perçus par ce moyen. — Interprétation. — Valeur.

La Succussion consiste à imprimer au tronc plusieurs secousses brusques et rapides. Dans certains cas , on entend alors un gargouillement ou un glou-glou qui se produit dans la poitrine , à peu près comme dans une bouteille à demi-pleine. Quelquefois ce bruit se produit de lui-même dans les mouvemens du malade , et celui-ci est le premier à en avertir le médecin. Quant à la méthode par laquelle on y donne lieu artificiellement , elle est fort ancienne , et elle était familière à Hippocrate, dont elle a conservé le nom. (*Succussion hippocratique. Voy. Hipp. coacœ prædict.* , *sect. B.* , 432 Foës.) Seulement Hippocrate supposait que le gargouillement pouvait avoir lieu par suite d'un simple épanchement de pus dans la poitrine, et on a reconnu depuis qu'il fallait, pour cela, un épanchement liquide et un fluide gazeux. Il est même nécessaire que ces deux éléments soient en certaines proportions. A ce signe, existât-il isolément, on peut reconnaître à coup sûr un pneumo-thorax. Ce serait une erreur bien grossière, que de confondre avec ce gargouillement lié au pneumo-thorax, le bruit semblable qui a lieu dans l'estomac de beaucoup d'hommes, lorsqu'il contient un mélange de liquide et de gaz. On éviterait cette erreur, au moyen de l'oreille appliquée sur différents points pendant la succussion, ou bien en répétant l'examen à diverses heures; enfin, par les phénomènes concomitants, qui ne sauraient être nuls dans le pneumo-thorax. Ce moyen, comme on voit, est fort précieux ; mais jusqu'ici il ne s'applique qu'à un seul cas.

DE LA MENSURATION.

Procédés. — Mensuration circulaire. — Mensuration d'avant en arrière. — Changements dans les dimensions du thorax, constatés par ce moyen. — Applications. —Valeur.

§ 1er.

Certaines maladies apportent des changements dans les dimensions de la poitrine, qui peut se dilater ou se rétrécir : de là l'utilité de la *mensuration* du thorax. Il est possible que les deux côtés soient dilatés en même temps, dans l'emphysème, par exemple. Mais jusqu'ici on n'a point cherché, que je sache, à apprécier cette ampliation générale. Les résultats les plus importants se tirent, comme dans la percussion, de l'exa-

men comparatif des deux côtés. A cette oc-
casion, je ferai remarquer qu'on n'a point
de données certaines sur les proportions relatives des deux côtés. On sait seulement
que le droit est un peu plus gros que l'autre.
On ne doit donc tenir compte que des différences notables en plus ou en moins, sur-
tout si les premières portent sur le côté droit,
et les secondes sur le côté gauche.

§ 2.

Mensuration circulaire.

Les dimensions du thorax varient un peu,
suivant la position du malade et l'état des
muscles qui revêtent la poitrine.

Le mieux est qu'il soit assis, qu'il se
tienne droit, les bras élevés, et les mains
placées sur la tête. Pour mesurer à la même
hauteur des deux côtés, il faut prendre des
points fixes, par exemple une des apophy-
ses épineuses et le mamelon chez l'homme;

chez la femme, la partie située immédiatement au-dessus ou au dessous de la mamelle.

Ces précautions prises, on peut mesurer circulairement chaque côté, ou avec une simple ficelle, ou mieux avec un ruban plat et numéroté, semblable aux mesures des tailleurs. Déjà l'on peut, par ce moyen, reconnaître une différence dans les deux côtés.

§ 3.

Mensuration d'avant en arrière.

On conçoit bien que la capacité intérieure pourrait être augmentée sans que la surface extérieure eût varié sensiblement, si le thorax se rapprochait de la forme circulaire, au lieu de conserver sa figure ovale ; c'est une chose qui s'explique par les plus simples notions de géométrie. D'après cette idée, M. le professeur Chomel a pensé qu'il serait bon de joindre à cette première mesure celle du diamètre antéro-postérieur. Pour cela, il a fait construire un compas d'épaisseur, dans le genre de celui de Baudeloque, et par conséquent analogue à la mesure des cordonniers. Par ce moyen, on a pu obtenir des résultats quelquefois plus marqués que ceux de la mensuration circulaire, et vérifier des différences légères ; car comme Laennec l'avait jugé à la vue (il n'employait guère d'autre moyen d'estimation), c'est sur-tout le diamètre antéro-postérieur qui varie, quand la capacité de la poitrine est changée en plus ou en moins.

§ 4.

Applications. — Valeur de ces signes.

Les cas auxquels cette méthode a été appliquée se bornent jusqu'ici à la pleurésie et au pneumo-thorax. La dilatation d'un côté avec absence de son, peut être regardée comme un signe certain de pleurésie ; avec augmentation de la sonoréité ; elle se lie au pneumo-thorax , peut-être à l'emphysème, cas qui , jusqu'ici , n'a pas été étudié par cette méthode. C'est encore par la mensuration qu'on a pu vérifier , comme un résultat constant, ce fait publié par Laennec, qu'après la résorption d'un épanchement pleurétique , le côté malade est toujours rétréci. Par suite de cette découverte , le décroissement progressif de la poitrine dans une pleurésie devient dans la pratique un signe précieux d'amélioration , à une époque où souvent la percussion ni l'auscultation ne montrent encore aucun changement.

Telles sont les méthodes d'exploration découvertes ou remises en usage dans ces

derniers temps , et au moyen desquelles ,
suivant l'expression de Laennec, le diagnostic
des maladies de poitrine est devenu aussi
clair , aussi précis, dans beaucoup de cas,
que celui des lésions chirurgicales.

FIN.

TABLE DES MATIÈRES.

AVANT-PROPOS.

DE L'AUSCULTATION.   page 9

Première Section. — Application de l'auscultation
aux maladies du poumon et de la plèvre.   11

Chapitre 1er — Du stéthoscope. — De l'auscultation immédiate et de l'Auscultation médiate.   11

Chapitre 2. — Phénomènes produits par la respiration et par la voix dans l'état de santé.   14

Chapitre 3. — Phénomènes de l'état morbide.   16

Chapitre 4. — Interprétation des phénomènes indiqués ci-dessus.   22

Chapitre 5. — Valeur des signes fournis par l'auscultation dans les maladies du poumon et de la
plèvre.   31

Deuxième Section. — De l'Auscultation dans les
maladies du cœur,   34

Chapitre 1er — Phénomènes de l'état normal.   id.

Chapitre 2. — Phénomènes de l'état morbide,   38

Chapitre 3. — Interprétation de ces phénomènes.   45

Chapitre 4. — De l'Auscultation dans les maladies des vaisseaux.   52

Chapitre 5. — Valeur des signes fournis par
l'auscultation dans les maladies du cœur et des
vaisseaux.   53

DE LA PERCUSSION.   58

Chapitre 1er — De la manière de percuter. — Résultats de la percussion, variables suivant certaines circonstances.   page 58

Chapitre 2. Des maladies du poumon. — Phénomène de l'état morbide. — Interprétation de ces phénomènes.   61

Chapitre 3. — Des maladies du cœur. — Phénomènes de l'état morbide. — Interprétation de ces phénomènes.   63

Chapitre 4. — Valeur des signes fournis par la percussion.   64

DE L'APPLICATION DE LA MAIN. — Manière de l'appliquer. — Phénomènes perçus par ce procédé. — Lésions qu'il peut indiquer.   65

DE LA SUCCUSSION. — Procédé opératoire. — Phénomènes perçus par ce moyen. — Interprétation. — Valeur.   69

DE LA MENSURATION. — Procédés. — Mensuration circulaire. — Mensuration d'avant en arrière. — Changement dans les dimensions du thorax, constatés par ce moyen. — Applications. — Valeur.   71

FIN DE LA TABLE.

9 782016 184448